Sanitätsrat Dr. Günter Gerhardt
und Mag. Andrea Thoma

Gesund ohne Medikamente

Dr. Gerhardts Wundermittel gegen die 10 größten Volkskrankheiten

IMPRESSUM

3. Auflage 2017
Herausgeber: Simon Höcky
Produktmanagement: Anna Lena Reinelt
Chefredaktion: Dr. Günter Gerhardt, Mag. Andrea Thoma
Satz & Layout: TiPP 4 GmbH
Bildnachweis: 123RF.com, Zeichnungen: Christine Goerigk
Druck: DRUCKMÜLLER GmbH
Printed in Roth, Germany

ISBN: 978-3-95443-080-2

Haftungsausschluss:
Alle Beiträge wurden mit Sorgfalt recherchiert und überprüft. Dennoch erfolgen alle Angaben ohne Gewähr. Weder der Autor noch der Verlag können für die Angaben in diesem Buch eine Haftung übernehmen. Die hier veröffentlichten Gesundheitsinformationen und Tipps können eine ärztliche Beratung und Betreuung nicht ersetzen.

Inhalt

Vorwort

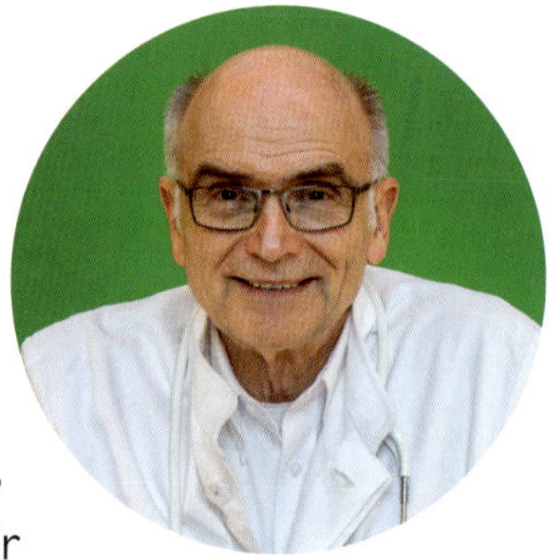

Liebe Leserin, lieber Leser,

immer öfter wird seitens meiner Patienten, bei meinen Vorträgen und Fernsehsendungen der Wunsch an mich herangetragen, meine ganzheitlichen medizinischen Tipps für alltägliche Erkrankungen einmal in komprimierter Form zusammenzufassen. Mit dieser kleinen Broschüre „Dr. Gerhardts Wundermittel – 10 Alltagskrankheiten mit meinen einfachen Tipps behandeln" möchte ich Ihnen jetzt genau diese Übersicht an die Hand geben.

Althergebrachte Mittel nutzen

Das Büchlein, das Sie in der Hand halten, ist eine kleine Auswahl meiner ganz persönlichen Gesundheits- und Lebensratgeber. Ob bei Herzschwäche, Schlafproblemen, bei Übergewicht oder Allergien – um nur einige der in dieser Broschüre angesprochenen Alltagserkrankungen zu nennen –, überall gibt es einfache Hausmittel, um sich erst einmal selbst zu helfen. Nutzen Sie zum Beispiel die Naturmittel Weißdorn oder Essigumschläge, wenn Ihr Herz mal „stolpert". Lassen Sie die Siesta bitte mal eine Zeit lang weg, wenn Sie schlecht schlafen. Stecken Sie sich nicht zu hohe Ziele und essen Sie „bunt" bei Übergewicht – und mixen Sie sich einen Magnesiumcocktail, vor allem am Abend, wenn Sie zu Wadenkrämpfen oder zu Allergien neigen.

Mit einem Wort: Greifen Sie nicht sofort zur „chemischen Keule"! Probieren Sie zunächst die alten Mittel unserer Volksmedizin aus, die schon Ihre Mutter und Ihre Oma gekannt haben. Natürlich rate ich Ihnen, bei akuten gesundheitlichen Problemen sofort einen ärztlichen Kollegen zu kontaktieren. Hier gilt es, zwischen einem akuten Notfall und einer Befindlichkeitsstörung zu unterscheiden. Im Zweifelsfall gehen Sie bitte direkt zum Arzt.

Ich bin seit mehr als 40 Jahren als Mediziner an ganz verschiedenen Stationen tätig und konnte dementsprechend viele Erfahrungen mit den verschiedensten Patienten und ihren Erkrankungen sammeln. Meine jahrzehntelange Medientätigkeit im ZDF und bei Radiosendern war hierzu eine ideale Ergänzung. Immer war ich als Arzt ganz aktuell auf dem Laufenden, bekam für die Sendungen von meinem Team die neuesten Erkenntnisse der Wissenschaft zugeliefert, die ich mit meiner schulmedizinischen und naturheilkundlichen Erfahrung und meiner psychotherapeutischen Ausbildung als Arzt wunderbar ergänzen konnte. Dabei habe ich mich immer auch als Vermittler zwischen den Experten und den Zuschauern und Radiohörern gesehen.

Wie in der Kindheit: Kalte Umschläge bei Fieber

Daraus hat sich für mich etwas entwickelt, was ich gerne in meiner Praxis als „die gute alte Volksmedizin" bezeichne. Erinnern Sie sich? Wenn Sie als Kind Fieber hatten, kam die Mutter zunächst mit kalten Umschlägen, um das Fieber zu senken. Der Gang zum Arzt oder Medikamente aus der Apotheke kamen erst an zweiter Stelle.

Zunächst wurde auf die Erfahrungsmedizin gesetzt. Eine sanfte Medizin übrigens.

Tradiertes aus der europäischen Medizin hat in meine Praxis schon lange Einzug gehalten. Inzwischen kombiniere ich das Althergebrachte unserer „medizinischen Großväter" mit den Erkenntnissen der chinesischen und der indischen Medizin. Ich bin auch ein großer Verehrer der Hildegard-Medizin und der präventiven Medizin der berühmten rumänischen Ärztin und Altersforscherin Prof. Dr. Dr. Ana Aslan.

Die Anamnese ist enorm wichtig

Nach meiner Erfahrung ist das wichtigste ärztliche Instrument aber immer noch die Anamnese, also die Befragung des Patienten zu seinen Beschwerden, seinen Krankheiten in der Vergangenheit und den Krankheiten in seiner Familie. Einige meiner persönlichen Fragebögen an die Patienten stelle ich Ihnen hier in der Broschüre vor. Füllen Sie sie aus und nehmen Sie sie zum nächsten Arzttermin mit. Die Diagnose Migräne wird zum Beispiel fast ausschließlich durch die Anamnese gestellt und auch bei der Diagnose Herzschwäche (Herzinsuffizienz) spielen die Anamnese und das gute alte Stethoskop immer noch die wichtigste Rolle.

Ich wünsche mir, dass „Dr. Gerhardts Wundermittel" und meine ärztlichen Empfehlungen bei den großen Volkskrankheiten für Sie ein Ratgeber sind, den Sie in Ihrem Bücherregal oder im Medizinschrank aufbewahren und bei Bedarf jeweils hervorholen. Er bietet Ihnen verschiedene ganzheitliche Therapie-Möglichkeiten bei unterschiedlichen Erkrankungen an und navigiert Sie durch meinen ärztlichen

Erfahrungsschatz, der das Beste aus Schulmedizin, Naturheilkunde und Verhaltensmedizin in der „guten Volksmedizin“ vereint.

Sie sind dabei ein sehr wichtiger Faktor! Denn Selbstfürsorge und eigene Gesundheitsvorsorge – hierzu finden Sie in diesem kleinen Ratgeber sehr viele Tipps – sollten Ihr persönliches Lebensprogramm sein. Ich möchte Sie und Ihre Familie damit ermutigen, sich wieder auf Althergebrachtes zu besinnen und dabei die modernen Erkenntnisse von Wissenschaft und Forschung mit einzubeziehen. Bei diesem Revitalisierungskonzept, das nichts anderes bedeutet als „gesund zurück ins Leben“, stehe ich Ihnen als Ihr persönlicher Gesundheitsberater gerne zur Seite.

Jetzt wünsche Ihnen viel Spaß beim Lesen.

Bleiben Sie mir gesund!

Ihr

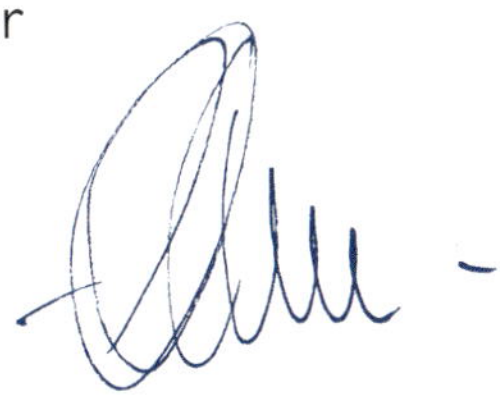

Dr. Günter Gerhardt

Herzschwäche

Auf diese Weise können Sie Ihr Herz selbst stärken

Hand aufs Herz, haben Sie schon einmal daran gedacht, zu Vorsorgeuntersuchungen für Herz und Kreislauf zu gehen? Nein? Leider sind Sie damit nicht allein, denn viele Menschen reagieren auf ihr Herz und seine Bedürfnisse erst dann, wenn es mal ins „Stolpern“ gerät.

Tatsächlich ist das Herz nicht nur unser „emotionales Organ“ – es steht schließlich für alles rund um unser Gefühlsleben und man nennt es auch den „Sitz der Seele“, sondern es ist auch der zentrale Motor unseres gesamten Körpers. In Ruhe schlägt das Herz übrigens 60- bis 70-mal pro Minute. Pro Tag also circa 100.000 Mal! Um diese riesige Leistung überhaupt zu erbringen, muss die Pumpe, wie wir unser Herz oft auch umgangssprachlich nennen, immer einwandfrei ihren Dienst tun.

Es lohnt sich, Ihrem Motor Herz hin und wieder Aufmerksamkeit zu schenken. Und nicht erst, wenn im Ablauf der Herztätigkeiten eine Störung auftritt, zum Beispiel in Form von Blockaden, Engstellen in den Gefäßen oder Rhythmusstörungen. Das Aus-dem-Takt-Kommen unseres Herzens spüren wir sofort. In Form eines Herzinfarktes kann es sogar schnell lebensbedrohlich werden. Aber auch eine Herzschwäche sollte man nicht auf die leichte Schulter nehmen. Stärken Sie Ihr Herz daher jeden Tag.

Lebensweise ändern

Nach meiner Meinung kann tatsächlich kaum eine Erkrankung so gut und so nachhaltig durch eine veränderte Lebensweise beeinflusst werden wie eine Herzerkrankung. Jeder von Ihnen kann enorm viel für seine Herzgesundheit im Alltag tun. Niemand ist seinem Schicksal einfach ausgeliefert. Es gibt viel beachtete Studien – darunter die des amerikanischen Kollegen Dean Ornish aus dem Jahr 1990 –, die klar belegen, dass Menschen mit Herzerkrankungen allmählich ihre Probleme durch gesündere Ernährung, mehr Bewegung, durch den Verzicht auf das Rauchen und den besseren Umgang mit Stress reduzieren können.

Legen Sie also los. Ihr Herz wird es Ihnen danken!

Natürlich ist jede Form von Veränderung des Lebensstils am Anfang nicht einfach. Man muss sich von gewohntem Verhalten verabschieden. Aber wenn Sie meine ganzheitlichen Motivationstipps ab heute beachten, wird das Neue bald selbstverständlich werden.

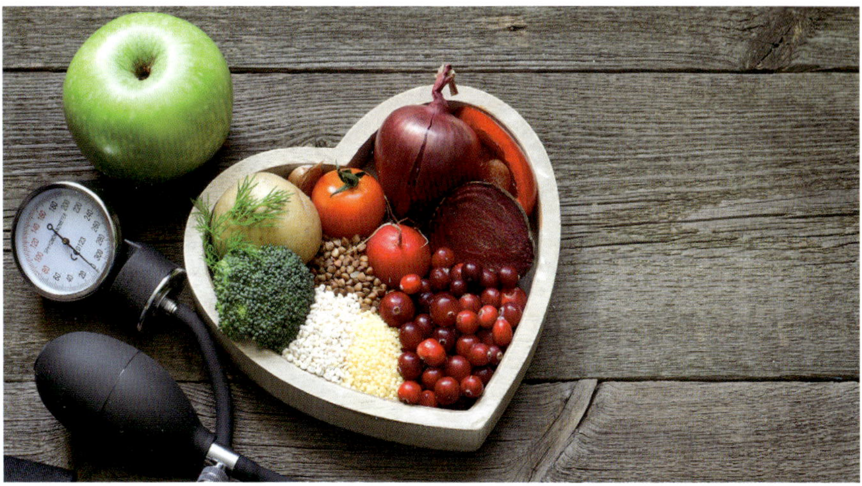

Der 1. Motivationsschritt in ein herzgesundes Leben ist die Umstellung der Ernährung.

Achten Sie darauf, viel Obst, frisches Gemüse und Salat, Hülsenfrüchte, Oliven- und Leinöle, Fisch (mindestens zweimal in der Woche, am besten Seefisch) zu sich zu nehmen, aber an Butter und Sahne (auch wegen des Cholesterins) zu sparen.

Verwenden Sie Gewürze wie Cayennepfeffer, Kurkuma und die von Hildegard von Bingen als „universelles Herzmittel" bezeichnete Galgantwurzel. Sprechen Sie aber vorher mit Ihrem Hausarzt darüber, denn diese Wurzel muss individuell verabreicht werden.

Der 2. Schritt ist regelmäßige Bewegung.

Mindestens 30 Minuten strammes Gehen, Walken oder Joggen. Am besten verabreden Sie sich mit anderen, das hilft, gegen den berühmten „inneren Schweinehund" anzugehen. Auch zwei- bis dreimal am Tag eine Stunde mit dem Hund, oder dem des netten Nachbarn, Gassi gehen ist ein wunderbares Mittel, in Bewegung zu kommen. Schließen Sie sich einer Herzsportgruppe in Ihrer Nähe an. Bundesweit gibt es 6.000 solcher Gruppen. Sie finden sicher eine in Ihrer Umgebung. Schauen Sie in die Tageszeitung oder ins Internet unter der Rubrik „Herzsport".

Machen Sie morgens am geöffneten Fenster zehn Minuten Atemübungen. Atmen Sie zuerst kräftig aus, dann atmen Sie langsam ein. Wenn Sie es schaffen, zählen Sie dabei bis zehn und atmen Sie wieder langsam aus. Das ist wunderbar für den gesamten Körper, reduziert Stress und beruhigt das Herz.

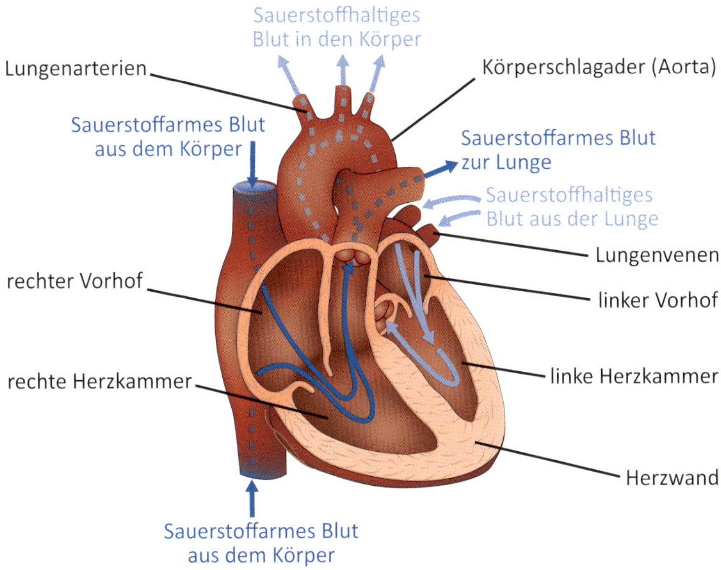

Mit welchen natürlichen Tipps Sie Ihr Leben herzgesund gestalten – tun Sie es mit Freude und aus Überzeugung. Starten Sie mit kleinen Schritten, aber starten Sie!

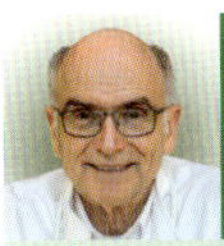

Meine 5 Doc-Tipps für Ihr Herz!

__1. Baldrian.__ Trinken Sie Baldrian-Brombeer-Tee. Er beruhigt Sie schnell. Mein Rezept: 40 Gramm Brombeerblätter mit 20 Gramm Baldrianwurzel mischen. 1 EL der Mischung mit ¼ Liter heißem Wasser aufgießen. Eine Viertelstunde ziehen lassen. Morgens und abends eine Tasse davon trinken.

2. Aromatherapie. *Massieren Sie den Bauch rund um den Nabel im Uhrzeigersinn mit einem hochwertigen Bio-Mandelöl. Mischen Sie diesem jeweils – immer frisch in einem kleinen Gläschen vorbereiten – drei Tropfen Basilikum- und Neroliöl unter.*

3. Essigumschläge. *Gerade bei unregelmäßigen Herzschlägen helfen Kompressen mit Essig. Dazu mischen Sie 2 EL Essig mit einem Liter Wasser, tauchen ein Baumwoll-Handtuch darin ein, wringen es gut aus und legen es auf Ihre Brust. Packen Sie ein zweites trockenes Handtuch darüber. Bleiben Sie eine Stunde entspannt liegen. Beruhigt sich das Herz nicht, unbedingt einen Arzt rufen!*

4. Fußmassagen. *Dieser Tipp kommt aus der anthroposophischen Medizin. Machen Sie die Massage am besten abends und verwenden Sie dazu reines Olivenöl mit zwei bis drei Tropfen Rosenblüten- oder Lavendelöl. Damit massieren Sie sich kräftig den gesamten Fuß, vor allem auch die Zehen. Massieren Sie, solange es Ihnen guttut. Hier gibt es keine zeitlichen Vorgaben.*

5. Weißdorn. *Er ist die Arzneipflanze schlechthin für das Herz! Der Weißdorn stärkt den Herzmuskel, normalisiert den Herzrhythmus, verbessert die Herzdurchblutung und reguliert den Blutdruck.*

Schlafprobleme

Endlich wieder gut schlafen … so einfach geht es!

Wussten Sie, dass Napoleon Bonaparte und der Erfinder der Glühbirne, Thomas Alva Edison angeblich mit nur drei Stunden Schlaf pro Nacht ausgekommen sein sollen? Ist das in etwa auch Ihre durchschnittliche Schlafenszeit? Das ist viel zu wenig! Der Körper braucht ausreichend Zeit – mindestens sechs Stunden –, um sich nach einem anstrengenden Tag wieder zu regenerieren.

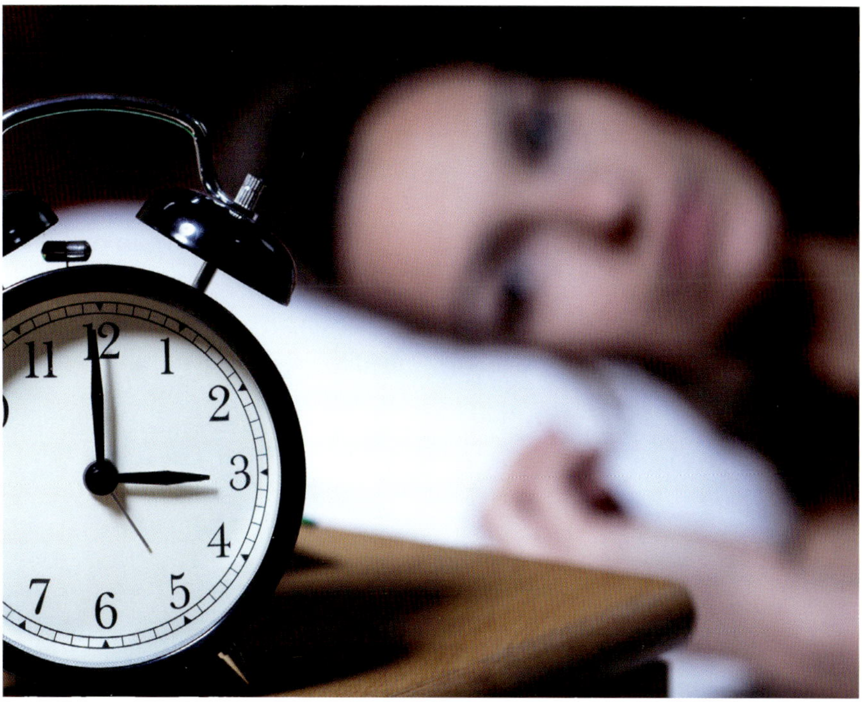

Wie mir Kollegen aus der Schlafmedizin berichten, schlafen über 80 Prozent der Patienten, die sich in einer Schlafambulanz vorstellen, schon seit mehr als einem Jahr nicht mehr gut. Bei mindestens 25 Prozent bestehe das Leiden schon seit mehr als zehn Jahren. Diese Patienten haben natürlich alle Tricks zum Ein- und Durchschlafen schon ausprobiert. Aber, vergebens! Wenn Sie auch zu dieser Gruppe von Patienten gehören, die mindestens seit ein paar Monaten schlecht schlafen, dann möchte ich Ihnen hierzu meine ganzheitliche Herangehensweise, die ich auch meinen Patienten in der Praxis empfehle, vorstellen.

Vorab meine grundsätzlichen ärztlichen Fragen bei der Diagnose von Schlafstörungen:

Es gilt, zuerst die Ursache hinter Ihrer Störung zu finden, damit Sie wieder einen erholsamen Schlaf finden: Warum schlafen Sie schlecht und seit wann? Was ist zu diesem Zeitpunkt in Ihrem Leben passiert?

Oft hilft schon die Beantwortung dieser Fragen, schwerere Erkrankungen auszuschließen und therapeutische Wege zu öffnen.

Schlaftabletten oder kurzfristige Rezepte und Tricks helfen Ihnen sicher nicht, um wieder zur Ruhe zu kommen, um das Gedankenkarussell herunterzufahren und von der Leichtschlafphase wieder in die Tiefschlafphase zu kommen. Übrigens: Vielleicht gehören Sie auch zu den 20 bis 30 Prozent der Menschen, die, bedingt durch ihre Konstitution, sogenannte „Leichtschläfer“ sind. Das gilt es, bei der Diagnose einer Schlafstörung natürlich ins Kalkül zu ziehen. Diesem Phänomen kommen Sie aber mit meinen oben genannten „grundsätzlichen ärztlichen Fragen“ direkt auf die Spur. Gelegentlich kann auch eine Schilddrüsenüberfunktion oder ein zu niedriger Blutdruck starke Schlafprobleme auslösen.

Was können Sie also selbst tun, um wieder gut zu schlafen?

Beruhigend und schlafanstoßend sind Mittel aus der Naturheilkunde, wie Baldrian, Hopfen, Melisse, Passionsblume oder Lavendel. Sie können sie ganz einfach als Öle anwenden. Mischen Sie jeweils bis zu fünf Tropfen in ein hochwertiges Mandelöl und reiben Sie sich die Stirn, die Schläfen und auch die Brust damit ein. Am besten am Abend, wenn Sie entspannt im Bett liegen.

Empfehlen kann ich auch Bachblüten, die auf der energetischen Ebene wirken. White Chestnut oder Mimulus können helfen. Viermal täglich drei Tropfen in einem Glas Wasser auflösen und die Essenz vor dem Schlafengehen trinken.

Wenn das Bett aber für Sie bereits zum Stressort geworden ist, und Sie abends schon den Wecker fixieren, bevor Sie überhaupt eine erste Schlafphase hatten, dann sind Sie reif für die Couch! Nicht für die des „Seelendoktors“, sondern für Ihre eigene. Tatsächlich empfehle ich Ihnen, wenn Sie seit mehr als vier Wochen schlecht schlafen, einfach mal Ihr Bett gegen das Sofa einzutauschen. Auf diese Weise möchte ich meine Patienten aus ihrem Teufelskreis herausholen. Oftmals ist der Gang zum Schlafzimmer schon so negativ besetzt, dass es besser ist, wenn Sie einfach mal im Wohnzimmer übernachten, um zu schauen, ob Sie das entspannter angehen können. Meine Erfahrung sagt hier: Ja.

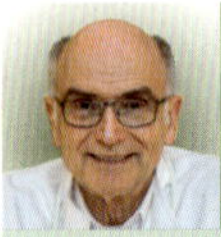

Meine 10 Doc-Tipps zum besseren Einschlafen

1. Stehen Sie immer zur gleichen Zeit auf und gehen Sie immer zur gleichen Zeit ins Bett. Praktizieren Sie das bitte für ein paar Wochen ganz konsequent, auch am Wochenende.

2. Lassen Sie den Spät-Krimi und die schlechten TV-Nachrichten am Abend komplett weg. Lesen Sie stattdessen vor dem Schlafengehen ein Buch oder entspannen Sie sich mit leichten gymnastischen Übungen, wie Yoga oder Thai-Chi.

3. Versuchen Sie nicht, mit kalten Füßen einzuschlafen. Es wird Ihnen wahrscheinlich nicht gelingen. Gut ist ein warmes Fußbad, circa 30 Minuten lang. Das können Sie auch grundsätzlich zu einem entspannenden Ritual am Abend machen. Oder ziehen Sie sich ein paar Kuschelsocken im Bett an, wenn die Füße kalt sind.

4. Sorgen Sie für ein abgedunkeltes Schlafzimmer. Helligkeit kann die Produktion des Hormons Melatonin stören und damit das Einschlafen erschweren.

5. Halten Sie ein paar Wochen lang keinen Mittagsschlaf. Auch kein Nickerchen. Wenn Sie wieder besser schlafen können, darf das Siesta-Ritual wieder aufleben.

6. Erzählen Sie sich selbst Gutenacht-Geschichten! So schließen Sie den Tag mit einer symbolischen Handlung ab. Zählen Sie auf, was

heute alles gut war, und sei es noch so wenig. Wenn dabei grüblerische Gedanken hochkommen, sagen Sie energisch „stopp!"

7. *Überlegen Sie, ob womöglich Ihr Koffeinkonsum gestiegen ist. Seien Sie hierbei achtsam.*

8. *Nutzen Sie die beruhigende Wirkung von Baldrian, Hopfen und Lavendel. Ob als Gutenacht-Tee (einen Teelöffel jeweils mit heißem Wasser überbrühen) oder als Duftsäckchen im Schlafzimmer. Aber Vorsicht: Trinken Sie Tee nicht zu spät, also direkt vor dem Schlafengehen, denn das drückt in der Nacht ganz schnell die Blase.*

9. *Achten Sie darauf, dass es in Ihrem Schlafzimmer nicht zu warm ist. Es sollten dort nie mehr als 16 bis 18 Grad sein. Hochsommertemperaturen sind hier natürlich ausgenommen. Für Kinder und ältere Menschen sind 20 Grad optimal.*

10. *Schalten Sie Störfaktoren im Schlafzimmer konsequent aus: Ob es der leuchtende Radiowecker oder der surrende Fernseher im Stand-by-Modus oder gar der schnarchende Ehepartner ist. – Wollen Sie aber die Liebste oder den Liebsten nicht gleich des Schlafzimmers verweisen, helfen vielleicht Ohropax oder Schlafmasken.*

Übergewicht

Wie Sie mit einer individuellen Strategie, Muße und etwas mehr Bewegung abnehmen

Machen Sie auch schon jahrelang Diät wegen fünf Kilo zu viel auf der Waage? Haben Sie zum Erreichen dieses Zieles schon alles ausprobiert? Atkinsdiät, Lowcarb, Trennkost, Metabolic Balance, FDH? Essen Sie vielleicht deswegen keine Kohlehydrate am Abend oder nehmen Sie etwa Hormone zum Abnehmen? Jeder Plan verspricht Ihnen „vollmundig" den schnellen Erfolg. Deshalb probieren viele übergewichtige Menschen, aber auch solche, die nur ein paar Kilogramm zu viel auf den Rippen oder auf der Hüfte haben, immer wieder neue Wege zum Schlankwerden aus. Trotzdem kommen sie dabei ihrem Wunschgewicht nicht wirklich näher. Im Gegenteil, Misserfolge – die Waage zeigt nach einem einmaligen „Ausrutscher" wieder zwei Kilo mehr an als gestern – führen rasch zur Frustration, dem vorzeitigen Abbruch der Bemühungen oder gar zum erneuten Frustessen inklusive Jo-Jo-Effekt.

Wer nur die Kalorien einzeln zählt, kann dauerhaft sein Gewicht nicht halten. Die Gründe für Übergewicht sind individuell und komplex und erfordern eine ganzheitliche Betrachtung.

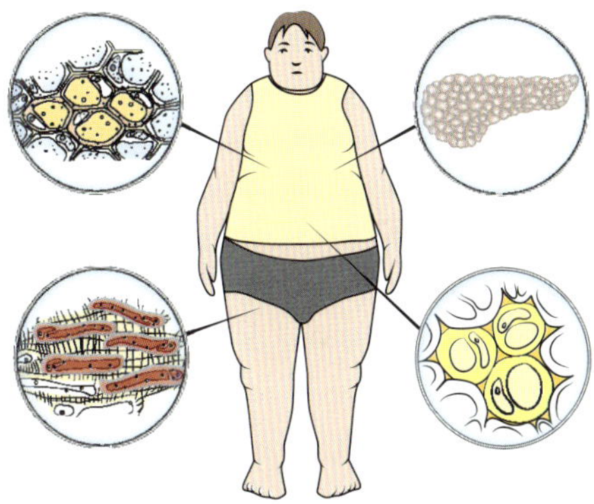

***Mein Motivationstipp Nr. 1 für Sie:* Kommen Sie mit Freude und Genuss zu Ihrer Wunschfigur und nehmen Sie dabei nachhaltig ab. Kasteien Sie sich nicht. Genau diese Haltung schafft sonst den berühmten Jo-Jo-Effekt.**

Gerade im Frühjahr und im Sommer hat der Diätwahnsinn Hochkonjunktur. Wem aber mit allen Diätplänen immer wieder nur der Misserfolg winkt, der ist nicht etwa willensschwach. Oft schaut er sich sein Essverhalten einfach nicht genau genug an. Wenn ein Patient mit Übergewicht in meine Praxis kommt, schulen wir gemeinsam zunächst mal seine Aufmerksamkeit für seine eigenen Bedürfnisse.

***Mein Motivationstipp Nr. 2 für Sie:* Fragen Sie sich, was in Ihrem Alltag und in Ihrem Leben zu kurz kommt, und füllen Sie diese Lücke auf: Was fehlt Ihnen, um sich körperlich, geistig und seelisch gut genährt zu fühlen? Wo sind Sie, vor allem emotional, ausgehungert und ersetzen diesen inneren Hunger mit Pizza, Pommes und Co?**

Nur wenn Sie sich vorab um Ihre eigenen Bedürfnisse im Leben kümmern, also innerlich wirklich gut genährt sind, können Sie auch äußerlich Ihr Wohlfühlgewicht erreichen und es langfristig halten.

***Mein Motivationstipp Nr. 3 für Sie:* Schauen Sie sich Ihr Essverhalten konkret an! Wann essen Sie am meisten? Warum? Und was?**

Schauen Sie sich in Ruhe Ihren Tagesablauf an. Nicht den des Partners, der Kinder oder der Freundin – nein, Ihren eigenen: Wann kommen zum Beispiel innere Spannungen hoch, die Sie mit Essen ausgleichen wollen? Viele stellen die Bedürfnisse anderer über die eigenen oder betrachten das Essen als ein Beruhigungsmittel. Hier gilt es nachzuspüren, wo Sie sich im Alltag verlieren und dann zu Kalorienbomben greifen.

***Mein Motivationstipp Nr. 4 für Sie:* Treiben Sie es auf Ihrem Teller immer bunt und sättigend. Essen Sie achtsam und mit Muße.**

Viele moderne Nahrungsmittel bedienen die Sättigungssignale unseres Körpers nicht mehr. Sie enthalten einfach nicht genügend Nähr- und Ballaststoffe und vor allem sind sie denaturiert. Das bedeutet, sie sind keine natürlichen, sondern eigentlich künstliche Lebensmittel. Essen wir viel von dieser künstlichen Nahrung, weiß unser Sättigungszentrum im Gehirn eigentlich nie, wann jetzt wirklich Schluss ist.

Deshalb: Essen Sie sättigend, statt karg. Dazu gehören viel frisches Gemüse und Obst. Am besten direkt vom Bauern oder vom

Wochenmarkt, damit füllen Sie nämlich Ihre Ballaststoffspeicher auf. Kombinieren Sie mit protein- und fettreichen Zutaten, wie Olivenöl, Leinöl, Nüsse, Pilze, Hülsenfrüchte. Schlemmen Sie und kauen Sie dabei gut! Auch langes Kauen macht letztendlich satt.

***Mein Motivationstipp Nr. 5 für Sie:* Ab heute gibt es keine Ausreden mehr für ein bisschen mehr Bewegung! Definieren Sie Ihre ganz persönlichen Bewegungsziele und machen Sie keinen Sport wegen des Kalorienverbrauchs, sondern suchen und finden Sie den Spaßfaktor in der Bewegung.**

Finden Sie für sich persönlich heraus, auch indem Sie sich Ihren Alltag genau anschauen, warum Sie eigentlich so schwer in die Gänge kommen: Was hindert Sie daran, sich mehr zu bewegen? Denn ohne ausreichende Bewegung – mindestens 30 Minuten pro Tag – purzeln die Pfunde nur sehr schwer. Im Übrigen gehört die tägliche Bewegung auch zu unserem ganz normalen ganzheitlichen Vorsorge- und Gesundheitsprogramm, denn sie tut unserem Herzen, allen Organen, den Zellen und der Psyche einfach gut.

Zeitmangel ist fast nie der Grund, morgens oder abends mal die Sportschuhe anzuziehen und eine stamme, 30-minütige Runde durch den Wald oder die Felder zu laufen. Macht Ihnen das keinen Spaß? Vielleicht fahren Sie ja lieber mit dem Fahrrad? Dann weg mit den Laufschuhen und ab geht's mit dem Drahtesel. Vielleicht treiben Sie lieber Sport in der Gruppe, als einsam durch den Wald zu joggen oder zu fahren? Dann suchen Sie sich Partner. Vielleicht tanzen Sie gerne Tango. Auch das ist ein guter Ausgleich und hilft, Kalorien zu verlieren. Spannen Sie doch mal ein Netz im Garten auf und holen

Sie das alte Familien-Federballspiel mal wieder raus. Selbst wenn Sie nur Treppensteigen, statt den Aufzug zu benutzen, ist das ein Sieg über die Bewegungsunlust! Feiern Sie ihn und machen Sie sanft damit weiter. Sie werden merken: Auch Bewegung aktiviert unser körpereigenes Belohnungssystem. Es muss nicht immer die Tafel Schokolade sein.

Es ist etwas geschehen:

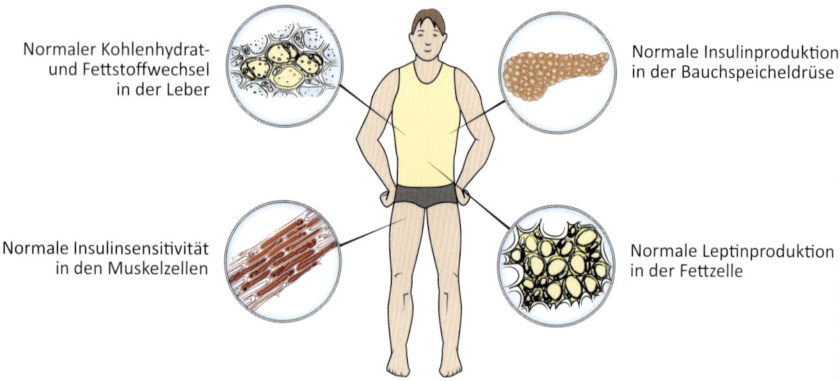

Und bitte nie vergessen: Hohe Ziele sind schön, aber meist nur schwer erreichbar. Stecken Sie sich lieber kleinere Etappenziele, und seien Sie stolz auf sich, wenn Sie diese schon mal erreicht haben!

Diabetes

Mit einfachen Maßnahmen Diabetes erkennen und besiegen

„Ich soll einen erhöhten Blutzucker haben? So etwas bekommen doch sonst nur alte Leute." Diese Bemerkung machte unlängst eine 42-jährige Patientin und schaute mich dabei erstaunt an. Zum ersten Mal hatte sie im Rahmen ihres Gesundheitschecks auch einen Check für eine mögliche Zuckererkrankung (Diabetes mellitus) in Anspruch genommen und dabei festgestellt, dass ihr Nüchtern-Blutzucker bei 125 mg/dl liegt. Und dieser Wert ist möglicherweise bereits eine Vorstufe für Diabetes! Denn normalerweise sollte der Blutzucker bei maximal 100 mg/dl liegen.

Übrigens, auf eine solche Untersuchung bei Ihrem Hausarzt haben Sie ab dem 35. Lebensjahr alle zwei Jahre ein Anrecht. Diese Option sollten Sie auch unbedingt nutzen.

Für meine Patientin war die Diagnose des Check-ups ein Grund, ab sofort gesünder zu essen, dabei etwas abzunehmen und für mehr Bewegung zu sorgen. Sie wollte nicht zu den sieben Millionen Menschen gehören, die in Deutschland an einem Typ-2-Diabetes leiden. Das ist jene erworbene Zuckererkrankung, die man früher auch als „Alterszucker" bezeichnet hat.

Hier möchte ich Ihnen einmal die wichtigsten Anzeichen für einen möglicherweise gestörten Zuckerstoffwechsel aufzeigen:

1. Trockene Haut
2. starker Durst
3. starker Harndrang
4. Müdigkeit
5. Reizbarkeit
6. Hautprobleme (wie schlecht heilende Wunden)

Diabetes ist eine typische Wohlstandserkrankung. In den letzten 60 Jahren ist die Zahl der Zuckererkrankungen sprunghaft angestiegen, einhergehend mit veränderten Ess- und Lebensgewohnheiten. Denn nach den kargen Kriegsjahren kamen die fetten Nachkriegsjahre – im wahrsten Sinne des Wortes.

Fakt ist: Wir essen heute zu viel, zu fett, zu kalorienreich, zu ballaststoffarm, zu viele tierische Produkte und zu viele stark verarbeitete Lebensmittel. Die Folgen davon sind Übergewicht und dadurch bedingte Entzündungsprozesse im Körper.

Es gibt 2 Formen des Diabetes:

Die häufigste Diabetesform ist die bereits erwähnte **Typ-2-Form**. Hier reagieren die Körperzellen zunehmend unempfindlich auf das Hormon Insulin. Diese Unempfindlichkeit resultiert aus einem konstant hohen Spiegel des Hormons im Blut. Unbehandelt macht die Erkrankung die Blutgefäße kaputt und zieht damit Folgeerkrankungen wie Herzinfarkte, Schlaganfälle und Hirninfarkte nach sich.

Die zweithäufigste Form ist der **Typ-1-Diabetes**. Früher nannte man ihn „Jugenddiabetes“, denn sie tritt oft im Jugend- oder jungen Erwachsenenalter auf. Bei ihm handelt es sich um eine Autoimmunkrankheit. Das eigene Immunsystem zerstört die Inselzellen in der Bauchspeicheldrüse, die das Hormon Insulin herstellen.

Gegen das Auftreten des häufigeren **Typ-2-Diabetes** kann jedoch jeder selbst etwas tun. Mit der richtigen Therapie aus Ernährung und Bewegung ist er teilweise sogar heilbar.

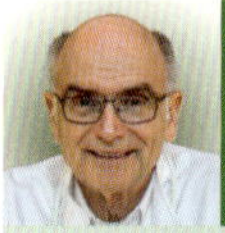

Meine Doc-Tipps zur Vorbeugung und Therapieunterstützung eines Diabetes

1. Essen Sie das Richtige! Vor allem Lebensmittel mit einem hohen Ballaststoffanteil, wie alle Arten von Vollkornprodukten. Sie sollten mindestens 40 Gramm Ballaststoffe täglich zu sich nehmen. Das entspricht fünf Portionen Obst und Gemüse. Gut sind bis zu viermal wöchentlich Hülsenfrüchte in jeder Form.

2. Ergänzen Sie Ihre Nahrung mit der Zufuhr von Bierhefe. Streuen Sie sie über das Essen oder nehmen Sie die Bierhefe in Form von Granulat oder Flocken ein. Es gibt sie auch als Flüssighefe zu kaufen.

3. Auch Hafer ist ein Eins-a-Anti-Diabetes-Mittel! Haferflocken täglich als Müslibasis – die Engländer nennen es Porridge – sind eine der besten Vorbeugungsmaßnahmen, um den Blutzuckerspiegel konstant zu halten.

4. Nehmen Sie zwei Esslöffel Essig vor jeder Mahlzeit ein oder einen vor dem Schlafengehen. Das lässt den Blutzucker ebenfalls langsamer ansteigen. Geben Sie den Essig in ein Glas Wasser und trinken Sie ihn oder gönnen Sie sich einen würzigen Aperitif mit einem unverdünnten hochwertigen Balsamico-Essig. Beides ist Labsal für Ihren Blutzucker.

5. Ergänzend sollten Sie Mikronährstoffe wie Zink, Chrom, Magnesium oder die Vitamine D, E und C einnehmen. Diese erhalten Sie in der Apotheke, in Drogeriemärkten oder in Online-Shops.

Hier meine Dosierungsempfehlungen für Sie:

Zink: *10 mg (für Männer), 7 mg (für Frauen). Zink können Sie in Form von Tabletten oder auch in flüssiger Form in der Tube kaufen.*

Chrom: *65 Mikrogramm täglich als Tablette oder Kapsel.*

Magnesium: *300 mg täglich als Tablette, Kapsel oder als Granulat zum Vermischen mit Wasser.*

Vitamin D: *5.000 IE (Internationale Einheiten) alle zwei bis drei Tage als Tablette oder Kapsel (für Erwachsene, durchschnittliches Körpergewicht ca. 70 kg) einnehmen.*

Vitamin E: *12–14 mg täglich, am besten zusammen mit fetthaltigen Speisen, da Vitamin E dann viel besser vom Körper aufgenommen werden kann.*

Vitamin C (Ascorbinsäure)*: Bis zu 500 mg täglich. Vitamin C ist auch als Tablette, Pulver und Kapsel erhältlich. Ich empfehle Ihnen Kapseln, da sie sich über einen längeren Zeitraum verteilt im Körper gut auflösen.*

6. *Reduzieren Sie den Zucker in Ihrer Nahrung. Vor allem Fertigprodukte oder Softdrinks enthalten ungeahnte Mengen an Industriezucker. Kochen Sie lieber häufiger selbst mit frischen Zutaten. Vorsicht auch bei zuckerfreien Getränken mit Süßstoffen! Greifen Sie für etwas geschmackliche Abwechslung lieber zu ungesüßtem Tee.*

Bluthochdruck

Wie Sie dem Bluthochdruck entkommen können

Bluthochdruck, von den Medizinern auch Hypertonie genannt, ist grundsätzlich die Begleiterscheinung einer ungesunden Lebensführung. Damit meine ich: Stress, Fast Food, wenig Bewegung. So befeuern Sie Ihren Blutdruck leider ständig. Es wird Zeit zum Umdenken. Wie Sie das im Alltag schon mit einfachen Mitteln erreichen können, dafür habe ich ein paar einfache, motivierende Doc-Tipps.

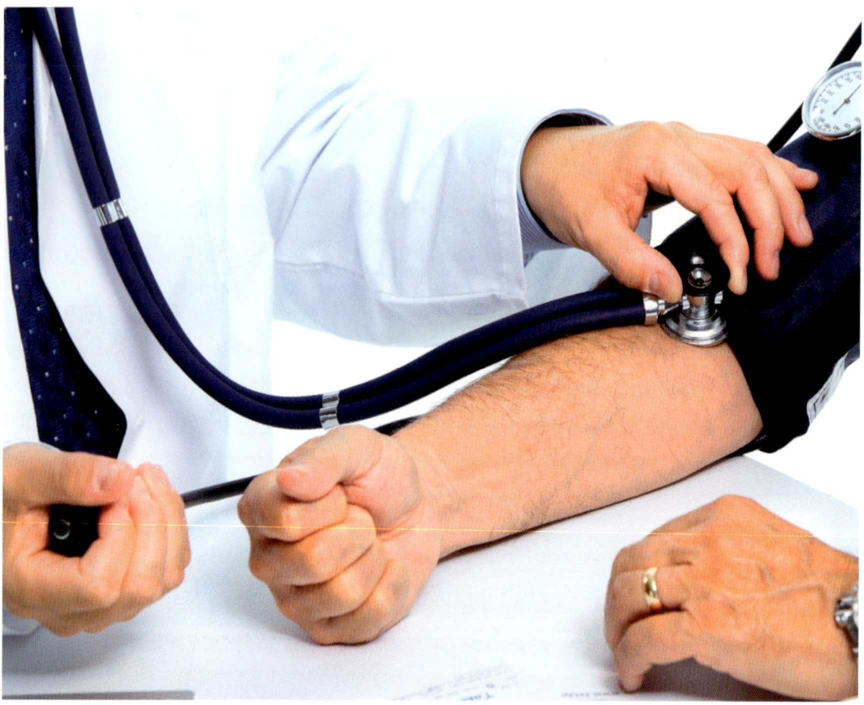

Lassen Sie mich Ihnen aber vorab kurz erklären, was der Begriff Blutdruck überhaupt meint.

Unter Blutdruck versteht man den Druck, den das Blut auf die Wände unserer Arterien ausübt. Sein Auf und Ab hängt von der richtigen Pumparbeit unseres Herzens ab. Es gibt einen sogenannten „oberen Wert“ (systolischer Wert) und einen „unteren Wert“ (diastolischer Wert). Druckschwankungen kann man übrigens auch selbst am Puls fühlen.

Und so geht´s: Legen Sie den linken Arm mit der Handfläche nach oben auf den Oberschenkel. Mit den Fingerkuppen der rechten Hand fühlen Sie an der Daumenseite des Handgelenks eine kleine Kuhle. Hier lässt sich der Puls am besten tasten. Je „härter“ er sich anfühlt, umso höher ist Ihr Blutdruck.

Um einen genauen Wert zu erhalten, kann man sich auch ein Blutdruckmessgerät für zuhause kaufen. Hierbei gilt es zu beachten, dass Messgeräte für den Oberarm besser sind als solche für das Handgelenk. Wichtig ist jedoch bei allen Geräten, dass sie regelmäßig (etwa alle zwei Jahre) geeicht werden, damit sie Ihnen auch korrekte Werte liefern. Dies können Sie zum Beispiel in Ihrer Apotheke durchführen lassen.

Da ein zu hoher Blutdruck keinerlei Schmerzen verursacht, erkennen viele Menschen dessen Gefährlichkeit nicht auf den ersten Blick. Denn, subjektiv fühlt der Bluthochdruckpatient (Hypotoniker) sich ja meistens wohl.

Aber die Folgen eines erhöhten Blutdrucks sind tatsächlich fatal, häufig sogar lebensgefährlich, denn er schädigt langsam, aber stetig unsere Gefäße, und das Risiko, einen Schlaganfall zu bekommen, erhöht sich um das Siebenfache! Lassen Sie also im Rahmen eines medizinischen Check-ups immer wieder Ihren Blutdruck kontrollieren, und achten Sie auf folgende Symptome, vor allem dann, wenn sich diese häufiger zeigen:

- **Herzklopfen**
- **Schwindelgefühle**
- **Immer wiederkehrende Schlafstörungen**
- **Schweißausbrüche**
- **Ohrensausen**
- **Häufiges Nasenbluten**
- **Atemnot, auch im Ruhezustand**
- **Sehstörungen, Doppelbilder**
- **Übelkeit oder Erbrechen**

Es gibt viele Möglichkeiten, die Schwankungen des Blutdrucks außerhalb des Normwertes wieder in den Griff zu bekommen. Was ist denn überhaupt ein Normwert beim Blutdruck, werden Sie jetzt sicher fragen:

Beim oberen Wert liegt die Norm zwischen 110 und 140 mmHg (Millimeter Quecksilbersäule). Beim niederen Wert zwischen 75 und 90 mmHg.

Ein wechselnder Blutdruck ist durchaus normal, denn er wird schließlich vom vegetativen Nervensystem gesteuert, und dieses ist natürlich durch unsere Erlebnisse im Alltag niemals konstant. Aber wenn Ihr Blutdruck immer wieder aus der oben genannten Norm gerät, entstehen gravierende Folgeschäden: Die Blutgefäße erstarren durch den ständig erhöhten Druck und verengen sich. So kommt es zur sogenannten Arteriosklerose. Schnell stellt sich dann auch eine Herzschwäche ein, da die verengten Blutgefäße das Herz zu erheblich mehr Leistung zwingen.

Die gute Nachricht aber lautet: Sie können etwas dagegen tun!

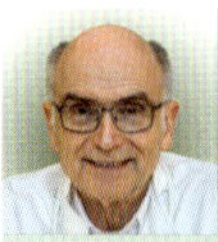

Meine 5 Doc-Tipps gegen überhöhten Blutdruck

1. *Werden Sie Nicht-Raucher!*

2. *Seien Sie sparsam im Umgang mit Salz. Wir nehmen im Durchschnitt etwa 11 bis 13 Gramm Salz pro Tag zu uns. Das ist zu viel. Vielleicht salzen Sie Ihr Essen einfach weniger, nehmen Sie lieber andere Gewürze, wie frischen Pfeffer, Kurkuma oder Kräuter.*

3. *Essen Sie nicht zu fett und achten Sie auf die Zufuhr von Cholesterin! Vor allem in den tierischen Fetten ist dieses hoch dosiert enthalten. Ein- bis zweimal Fleisch und Wurst in der Woche sind angemessen. Auch Milchprodukte enthalten tierische Fette. Addieren Sie diese deshalb zu Ihrem Gesamtkonsum. Täglich eine Portion Butter, ein kleines Schälchen Quark und maximal 50 Gramm Käse sind ausreichend, gerade wenn Sie auf das Cholesterin achten müssen.*

4. *Treiben Sie regelmäßig Sport.*

5. *Verwenden Sie häufig Knoblauch in Ihrem Essen. Er ist erwiesenermaßen blutdrucksenkend. Seine Inhaltsstoffe sind aber auch regelrechte „Rohrputzer“ und fegen damit kleinere Ablagerungen aus den Gefäßen. Allerdings nur dann, wenn Sie ihn regelmäßig essen, also jeden Tag mindestens ein bis zwei Zehen davon.*

Wenn Sie bereits einen erhöhten Blutdruck haben, empfehle ich Ihnen Folgendes:

- *Es gibt zahlreiche Medikamente gegen Bluthochdruck mit so „wohlklingenden“ Namen wie: A-II-Antagonisten, ACE-Hemmer, Alpha-Blocker, Beta-Blocker, Diuretika, Kalzium-Antagonisten. Fragen Sie bei Ihrem Arzt genau nach, wenn er Ihnen ein solches Medikament empfiehlt. Ist Ihr Blutdruck nur leicht erhöht, rate ich Ihnen, zunächst Ihren Lebensalltag umzustellen. Halten Sie sich hierbei an meine oben genannten 5-Doc-Tipps!*

- *Wenn Sie übergewichtig sind, nehmen Sie unbedingt ein paar Kilogramm ab. Das senkt den Blutdruck deutlich.*

- *Altbewährt sind zum Beispiel Misteltee oder Misteltropfen. Warum? Die Wirkstoffe der Mistel verringern die Spannung der Blutgefäßmuskeln. Mein Teerezept: 30 Gramm Mistelblätter, 20 Gramm Weißdornblüten, 20 Gramm Schachtelhalmblätter. Geben Sie einen Teelöffel dieser Mischung in eine Tasse kochendes Wasser, lassen Sie das Ganze circa 10 Minuten ziehen, seihen Sie es ab und trinken Sie den Tee morgens und abends.*

Wenn Sie Misteltropfen benutzen: 20 ml Misteltinktur, 10 ml Weißdorntinktur, 10 ml Zinnkrauttinktur zusammengießen und dreimal täglich 20 Tropfen davon einnehmen.

- *Ein altes und bewährtes Hausmittel aus der Hildegard-Medizin ist der Aderlass. Übrigens haben die Wissenschaftler der Charité in Berlin im Rahmen einer aktuellen Studie die Wirkung des Aderlasses auf Bluthochdruck-Patienten untersucht. 64 Patienten wurden in zwei Gruppen eingeteilt. Die eine Hälfte erhielt zweimal einen Aderlass, dazwischen waren immer vier Wochen Pause. Die andere Gruppe wurde überhaupt nicht therapiert. Nach nur sechs Wochen zeigte sich bei der „Aderlass-Gruppe" eine deutliche Verbesserung: Der obere Blutdruckwert war im Durchschnitt um 16 mmHg gesunken. Das ist mehr, als man in Studien mit der Gabe von schulmedizinischen Präparaten wie ACE-Hemmern oder Betablockern erreicht hat. Eine sinnvolle Alternative zum Aderlass, die auch noch anderen Menschen zugutekommt: Gehen Sie regelmäßig zum Blutspenden.*

Arthrose

Was tun, wenn es in den Knochen knackt und knirscht?

„Ich hab´s im Rücken, Herr Doktor." „Meine Hüfte schmerzt, sodass ich kaum laufen kann." „Die Knie waren auch schon mal beweglicher." – Drei von vielen Aussagen meiner Patienten, die ich in der letzten Zeit immer häufiger höre.

Der Schmerz in den Gelenken ist tatsächlich eine typische Erscheinung beim Älterwerden. Ab dem 60. Lebensjahr leiden fast 50 Prozent der Erwachsenen an rheumatischen Beschwerden. Je älter wir werden, desto mehr nutzen sich unsere Gelenke natürlich ab. Besonders betroffen sind dabei jene Gelenke, die zeitlebens unser Körpergewicht tragen müssen, also Wirbelsäule, Hüfte und Knie.

Arthrose nennen wir Mediziner diesen Verschleiß im Körper. Neben dem genannten Alterungsprozess sind Abnutzung des Gelenkknorpels durch Überbelastungen (und das kann auch schon in jüngeren Jahren vorkommen, zum Beispiel durch zu viel Sport), Fehlhaltungen, schwere körperliche Arbeit oder Übergewicht Ursachen des Übels. Auch durch nicht ausgeheilte Verletzungen kann ein Gelenk im Laufe der Zeit Schaden nehmen – und das verursacht Schmerzen.

Aber Sie können vorbeugen und sogar das Fortschreiten der Krankheit durch das Ausschalten von Risikofaktoren verhindern!

Viele Schulmediziner empfehlen recht schnell einen Gelenkersatz. Je nach Schweregrad der Erkrankung ist das sicher auch manchmal sinnvoll. Es gibt aber auch vielversprechende alternative Behandlungsansätze, und ich würde Ihnen in jedem Fall empfehlen, meine persönliche Palette der natürlichen Behandlungsmethoden bei Arthrose zunächst einmal auszuprobieren, bevor Sie „Ersatzteile" in Ihren Körper einbauen lassen.

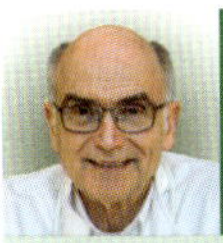

Meine 7 Doc-Tipps zur Vorbeugung und für eine bestehende Arthrose

1. *Reduzieren Sie vor allem Ihr Gewicht! Übergewicht geht sofort auf die Gelenke und verschlimmert bestehende Schmerzen. Damit schalten Sie schon einmal einen wichtigen Risikofaktor aus, beziehungsweise das Fortschreiten der Erkrankung geht wesentlich langsamer, wenn man nicht zu viele Pfunde auf die Waage bringt.*

2. *Gesunde Ernährung ist ein wichtiger Bestandteil der Arthrose-Prophylaxe und hilft, Schmerzen zu verringern. Hirse unterstützt den Knorpelaufbau. Sie können sie gut in Form eines Hirsebreis, zum Beispiel als Müsli, zum Frühstück essen.*

3. *Setzen Sie viel Fisch auf Ihren Speiseplan! Mindestens zwei- bis dreimal in der Woche. Gut sind Makrelen, Lachse oder Heringe, denn diese haben viele Omega-3-Fettsäuren, erwiesenermaßen*

Schmerz- und Entzündungskiller. Zusätzlich nehmen Sie pro Tag einen Esslöffel gutes Leinöl ein. Auch das hat viel Omega-3-Fettsäuren. Wenn Sie es pur nicht mögen, rühren Sie es in Magerquark ein. Das ist übrigens ein Rezept der von mir sehr geschätzten deutschen Apothekerin und Chemikerin, Dr. Johanna Budwig. Von ihr stammt der so genannte „Budwig-Quark" (Magerquark mit Leinöl), auf den viele Frauen auch gerade in den Wechseljahren schwören.

4. *Gelatine-Präparate sind Aufbaunahrung für geschädigte Gelenke, zum Beispiel das Kollagen-Hydrolysat. Es ist ein reines Eiweiß, das wichtige Aminosäuren für die Knorpelbildung liefert. Studien bestätigen die schmerzlindernde Wirkung. Sie können es als Langzeitpräparat einsetzen oder mehrfach im Jahr als Kur. Qualitativ hochwertiges Kollagen-Hydrolysat in gut dosierbarer Pulverform bekommen Sie in der Apotheke, im Drogeriemarkt und auch im Online-Versand. Ich empfehle Ihnen eine tägliche Dosis von 10 Gramm.*

5. *Die wohl bekannteste, älteste und sehr gut erforschte antirheumatische Natur-Medizin ist die Weidenrinde. Es liegen bisher insgesamt sechs kontrollierte klinische Studien zu Weidenrinden-Extrakten vor, die für eine Wirksamkeit, insbesondere bei Rückenschmerzen, sprechen.*
   Weidenrindenpräparate werden als Arzneimittel in Form von Kapseln und Tabletten in der Apotheke angeboten. Sie sind rezeptfrei. Nehmen Sie sie ein- bis zweimal täglich unzerkaut mit reichlich Flüssigkeit nach den Mahlzeiten ein.

6. *Meinen Arthrose-Patienten empfehle ich grundsätzlich, auf ihren Kalziumhaushalt zu achten. Kalzium steckt in Mineralwasser – Sie sollten kalziumreiches bevorzugen –, in Milchprodukten, vor allem in Rohmilch, Käse und Quark. Außerdem auch in Parmesan, Kerbel, Sesam, Eiern, Mozzarella, Soja und Kokos. Die Tagesdosis von Erwachsenen liegt bei 800 mg. Wenn Sie zum Beispiel 100 Gramm Parmesan oder 300 Gramm Mozzarella essen, ist Ihr Kalziumhaushalt bereits für diesen Tag abgedeckt.*

7. *Zu wenig Bewegung schadet, zu viel mitunter aber auch. Bei der Bewegung werden Wasser und Nährstoffe in den Knorpel „gedrückt". Werden Gelenke dagegen nicht ausreichend bewegt, wird der Knorpel, der nicht von Blutgefäßen versorgt ist, spröde. Arthrose entsteht. Geeignete Bewegungsarten sind: strammes Gehen, Walken, Nordic Walking, Schwimmen und vor allem Aquagymnastik. Und machen Sie täglich leichte gymnastische Übungen.*

Hier zeige ich ihnen zwei einfache und motivierende Übungen, um Ihre Hüften zu mobilisieren:

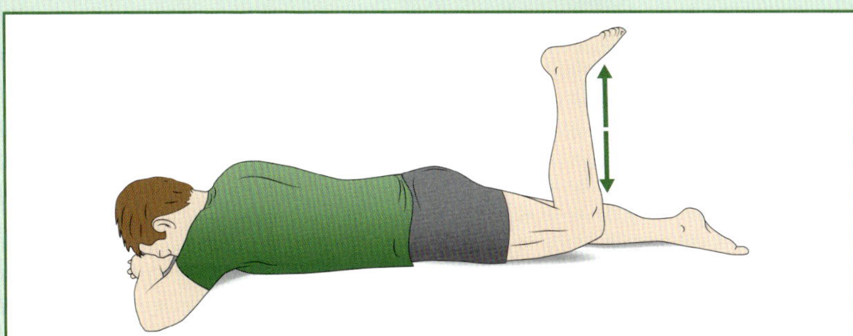

- Legen Sie sich entspannt auf den Bauch und stützen Sie die Stirn auf die Arme.
- Winkeln Sie nun Ihr rechtes Bein an und heben Sie das Knie etwa 10 cm nach oben.
- Halten Sie diese Position zuerst drei bis fünf, später, nach ein paar Wochen Übung, bis zu 10 Sekunden.
- Machen Sie diese Übung fünfmal.
- Wiederholen Sie sie dann mit dem linken Bein.

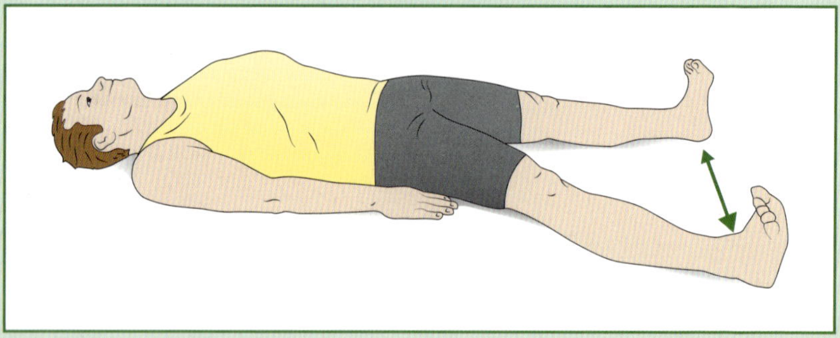

- Legen Sie sich auf den Rücken, strecken Sie beide Beine aus. Drücken Sie dabei die Knie durch und ziehen Sie Ihre Fußspitzen in Richtung Körper.
- Nun spreizen Sie das rechte Bein möglichst weit ab und halten Sie die Position einen Moment.
- Führen Sie das Bein dann wieder langsam zurück zum linken Bein.
- Machen Sie diese Übung fünfmal.
- Die Übung mit dem linken Bein wiederholen.

Schmerzen

SOS unserer Seele

„Mit Ihren Schmerzen werden Sie wohl leben müssen", so zitierte unlängst einer meiner Patienten einen Facharzt-Kollegen. Die starken Rückenschmerzen beeinflussten längst das ganze Leben des 55-Jährigen – vom Arbeitsalltag bis zum Familienleben und auch noch in seiner Freizeitgestaltung. Trotz der niederschmetternden Diagnose des Facharztes haben wir gemeinsam und in mehreren Gesprächen begonnen, nach den möglichen Hintergründen des „Notrufes seiner Seele" zu suchen. Parallel dazu bekam der Patient von mir eine entzündungshemmende Salbe mit Latschenkieferöl-Bestandteilen. Außerdem habe ich ihn zur Massage und zur Krankengymnastik überwiesen, da es mir wichtig war, seine Muskeln und Faszien, also das faserige und kollagene Bindegewebe, das jeden Muskel und jedes Organ umhüllt, zu lockern.

In der modernen Medizinpsychologie stößt man auf immer mehr Impulse für eine sogenannte „psychologische Schmerzforschung". Das genau ist auch mein persönlicher Ansatz, wenn Menschen mit Schmerzen zu mir in die Praxis kommen.

Dabei stellen wir uns gemeinsam die Frage: Was beeinflusst die Psyche vielleicht so stark, dass der Mensch im Körper Schmerzen bekommt? Wichtig ist auch die Gegenfrage: Was sind die Auswirkungen des körperlichen Schmerzes auf die Psyche? Viele chronisch kranke Schmerzpatienten haben nämlich längst auch eine Depression entwickelt, die ebenfalls mit behandelt werden muss, um den Schmerzen auf den Grund zu gehen.

Ganz ohne Medikamente

Emotionale Prozesse wie etwa Ängste, Stress, unterdrückte Wut oder permanente Unsicherheit können bei jedem von uns zu Verspannungen im Körper und damit zu Schmerzen führen. Betroffen sind meist zuerst die Haltemuskulatur, die Nerven und die Sehnen. Schnell stellt sich dann Schlimmeres, wie ein Hexenschuss, ein Tennisarm, ein stark schmerzender Bandscheibenvorfall oder der „berühmte" Nacken-Schulter-Schmerz ein. Gelingt es Ihnen aber, das darunterliegende Stressmuster und die mentalen Belastungen im Alltag zu erkennen und Schritt für Schritt aufzulösen, verschwinden oftmals auch die Schmerzen innerhalb kurzer Zeit. Ganz ohne Medikamente.

Genau so ist das übrigens bei meinem oben zitierten Patienten abgelaufen. Ein streitbarer Mitarbeiter ging ihm wohl so sehr auf die Nerven, dass sich schleichend, und so nur schwer erkennbar, seine heftigen Nackenschmerzen einstellten. Durch die Anwendung der „psychologischen Schmerzforschung", kombiniert mit natürlichen Medikamenten und Physiotherapie, hatte er schon nach einigen Wochen weniger und nach einem halben Jahr gar keine Schmerzen mehr.

Was hinter diesem Phänomen des „Notrufs der Seele" steckt, ist noch nicht oder nur wenig medizinisch erforscht. Für mich gilt aber: Wer (sich) heilt, hat recht!

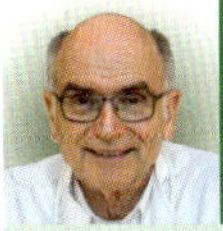

Meine Doc-Tipps, wenn Sie bereits Schmerzen haben

1. Auch wenn es Ihnen schwerfällt: Versuchen Sie, die Schmerzen nicht grundsätzlich medikamentös zu unterdrücken, ohne abgeklärt zu haben, woher der Schmerz wirklich kommt. Nur wenn man die Schmerzursache kennt, kann man gezielt therapieren.

2. Nehmen Sie bei einem Schmerzschub warme Wannen- oder Fußbäder. Entspannen Sie sich dabei und legen Sie die Beine hoch.

3. Sehr gut wirkt die „Teufelskralle". Übergießen Sie einen Teelöffel Teufelskrautwurzel (aus der Apotheke) mit einem halben Liter Wasser. Lassen Sie das Gemisch acht Stunden lang stehen und trinken Sie es dann über den Tag verteilt in kleinen Schlucken, möglichst vor den Mahlzeiten.

4. Akupunktur, Chirotherapie und autogenes Training sind bei Schmerzen sehr hilfreich.

5. Wirkungsvoll sind auch „Fantasiereisen" durch den Körper, die für Entspannung sorgen. Dabei konzentrieren Sie sich zunächst auf Ihre Wahrnehmung, auf das, was Sie gerade fühlen, hören oder sehen, zum Beispiel auf Ihren Atem, der ein- und ausströmt. Solche Fantasiereisen, die einer Meditation ähnlich sind, nennt man auch Imaginationstechniken oder Vorstellungsübungen. Dabei tauchen Sie, nach der ersten Entspannung und mithilfe Ihrer Fantasie, in Ihre ganz persönlichen „Wohlfühlsituationen" ein. Beispielsweise stellen Sie sich einen Sommertag am Strand vor

oder versetzen sich an einen Ort, den Sie lieben. Üben Sie dies öfter, können Sie diese Bilder mit dem Gefühl der Entspannung und der Erholung verknüpfen. Wenn der Schmerz dann wiederkommt, können Sie die nötige Entspannung leichter abrufen.

6. Die Aromatherapie mit ätherischen Ölen wirkt auf das vegetative Nervensystem und kann Schmerzen lindern. Geben Sie dazu bis zu acht Tropfen Öl auf ein Leinentuch und legen Sie es auf die betroffenen Stellen. Bei Schmerzen im Kopfbereich helfen Lavendel, Rosmarin oder Pfefferminze. Bei Muskelschmerzen ist oftmals auch Jasmin hilfreich. Wenn Sie Bauchschmerzen haben, empfehle ich Ihnen Basilikum oder Kamille, und bei Zahnschmerzen hilft eine Nelke, die Sie langsam kauen.

7. Wenn Sie gerne Tee trinken, versuchen Sie es einmal mit einem Silberweidentee. Die Silberweide wird auch das „Aspirin der Volksmedizin“ genannt. Sie ist eine chemische Vorstufe der Acetylsalicylsäure, die in der Aspirin-Tablette enthalten ist. Oftmals macht aber gerade diese Säure einem empfindlichen Magen zu schaffen. Die Rinde der Silberweide enthält auch Salicin, das aber erst in der Leber zu Salicylsäure umgebildet wird. Das ist weitaus magenfreundlicher als Tabletten. Erhitzen Sie einen Teelöffel Silberweidenrinde in einem Viertelliter kaltem Wasser und lassen Sie das Ganze fünf Minuten ziehen. Seihen Sie das Gebräu ab und trinken Sie es über den Tag verteilt.

8. Super sind auch Kneippsche Wasseranwendungen, wie kalte Güsse der Knie und Wassertreten.

Und zum Schluss empfehle ich Ihnen noch eine einfache gymnastische Übung für Ihre Nackenmuskeln. Sie können sie sogar im Sitzen durchführen:

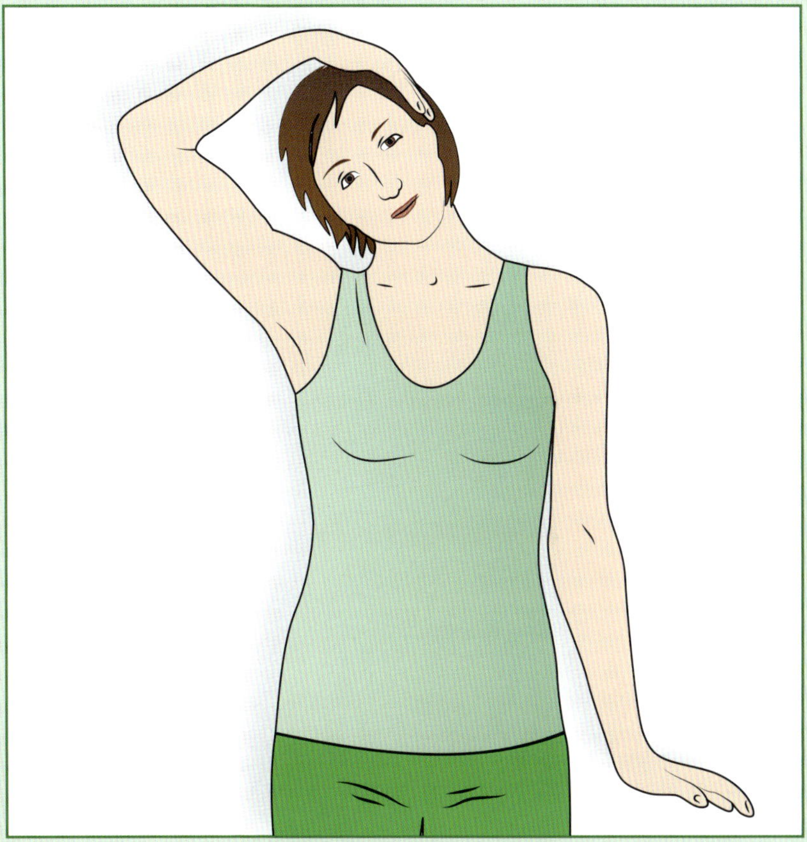

Führen Sie die rechte Hand ans linke Ohr, ziehen Sie den Kopf langsam nach rechts, bis Sie eine Dehnung spüren. Machen Sie diese Bewegung ganz sanft. Bleiben Sie in dieser Haltung etwa zehn Sekunden und wechseln Sie dann zur anderen Seite. Wiederholen Sie diese Übung bis zu zehnmal.

Schwindel

Wie bei Hitchcocks „Vertigo“: Schwindel kann Angst machen!

Je älter man wird, desto wahrscheinlicher ist das Auftreten von Schwindelgefühlen. Wenn wir den Halt verlieren, die Umgebung sich plötzlich wie im Karussell dreht, man unsicher auf den Beinen wird oder der Fußboden wie auf Schiffsplanken schwankt, weckt das vor allem eines: Ängste. Hält der Schwindel an, belastet das unseren Alltag erheblich. Vertigo, so nennen wir Mediziner den Schwindel. Kein Zufall, dass der berühmte amerikanische Regisseur Alfred Hitchcock einen seiner berühmten Filme genau so genannt hat. „Unheimlich, angstmachend, ein starkes Unsicherheitsgefühl“ – so beschreiben meine Patienten auch ihre ersten Schwindelattacken.

Schwindel fühlt sich, vor allem beim ersten Auftreten, dramatisch an, ist häufig aber eine recht harmlose und gut behandelbare Erkrankung. Manchmal haben sich einfach nur die Ohrkristalle gelockert. In unserem Innenohr lagern nämlich kleine Kristalle. Gelegentlich lösen sich diese kleinen Steinchen und purzeln in die Bogengänge hinein. Das Gehirn reagiert dann mit einem Drehschwindel. Dieser kann so heftig sein, dass sich die Betroffenen an Wänden und Türen festhalten oder auf allen vieren durch die Wohnung krabbeln und die einfachsten Alltagsaufgaben nicht mehr bewältigen können. Hier hilft die Physiotherapie mit speziellen Maßnahmen, sogenannte „Provokations- und Befreiungsmanöver“ durch rasche Umlagerung des Patienten.

Dass auch die Liebe uns schwindelig machen kann, wissen Sie aus Ihrem eigenen Liebes-Erfahrungsschatz. Aber auch heftige Wut oder Angst können diese Gefühle und Symptome auslösen. Nach einem Streit zum Beispiel. In solchen Momenten spüren wir den Schwindel anstatt der eigentlichen Emotion, die wir damit natürlich unterdrücken. Häufig hilft es dann bereits, sich diesen Zusammenhang bewusst zu machen.

30 Prozent der Menschen kennen Schwindelattacken

Auch wer stark schwitzt, kann schwindelig werden. Wenn der Körper dehydriert, also austrocknet, fehlen ihm Elektrolyte. Und auch das kann Schwindel auslösen. Vor allem in den Sommermonaten und in heißen Urlaubsländern passiert dies häufig. Es gibt in der Apotheke hierfür Elektrolyt-Granulate zu kaufen. Sie werden einfach in Wasser aufgelöst. Wer in heiße Länder verreist, sollte sie immer im Koffer dabeihaben.

Generell gilt: Achten Sie auf eine ausreichende Trinkmenge. Menschen ohne Herzinsuffizienz sollten circa zwei Liter pro Tag trinken. Wem das schwerfällt, kann einen Teil der Flüssigkeit auch mit Obst, wie zum Beispiel einer Wassermelone ersetzen.

Letztendlich kann uns auch ein niedriger oder ein zu hoher Blutdruck ins Schwanken bringen. In jedem Fall machen mehr als 30 Prozent aller Menschen im Laufe ihres Lebens Erfahrungen mit Schwindelattacken.

Folgender Fragebogen hilft Ihrem Hausarzt oder dem Hals-Nasen-Ohren-Arzt, Ihre Beschwerden zu diagnostizieren. Dann erst können weitere Diagnose- und Therapiemaßnahmen eingeleitet werden. Beantworten Sie die folgenden Fragen in Ruhe. Ich empfehle Ihnen, sie zum nächsten Arztgespräch mitzunehmen:

- **Dreht sich bei Ihnen alles oder fühlen Sie sich wie auf einem schwankenden Schiff?**
- **Haben Sie das Gefühl, Sie sind im Fahrstuhl und er bewegt sich zu schnell auf und ab?**
- **Fühlen Sie sich wie benommen?**
- **Wird es Ihnen bei der Schwindelattacke auch schwarz vor den Augen?**
- **Sehen Sie Doppelbilder?**
- **Haben Sie kalten Schweiß?**
- **Fühlen Sie dabei eine Schwäche in den Beinen?**
- **Wie lange hält der Schwindel an?**
- **Verändert er sich, wenn Sie sich bewegen? Wenn ja, wie?**
- **Haben Sie auch Ohrengeräusche dabei?**
- **Welche Arzneien nehmen Sie ein?**

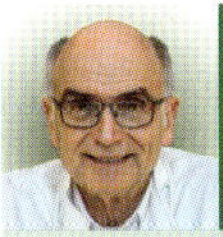

Meine Doc-Tipps bei Schwindelattacken

1. Suchen Sie einen guten Physiotherapeuten auf. Mit einfachen Bewegungsübungen lässt sich Schwindel oft schnell beheben. Physiotherapie hilft vor allem beim Lagerungsschwindel.

2. Akupunktur und Chinesische Medizin sind sinnvolle therapeutische Ergänzungen. Schwindel hat, nach der chinesischen Auffassung, ein Kernsymptom, den Schleim. Die Energie blockiert dabei die Leitbahnen des Körpers beziehungsweise der Meridiane. So entwickelt sich ein Energiestau oder eine Energieblockade. Durch den Einsatz der Akupunkturnadeln auf den speziellen Energiepunkten kommt die Energie wieder in Fluss.

3. Aus der Pflanzenheilkunde empfehle ich Ihnen Steinklee. Sie können ihn in der Apotheke als Kräuter, Kapsel, Tonikum und auch zur Anwendung als Salbe oder Zäpfchen kaufen. Grundsätzlich gilt eine Tagesdosis von maximal 20 mg. Zur Herstellung eines Steinklee-Tees werden ein bis zwei Teelöffel des feingeschnittenen Steinklees mit kochendem Wasser übergossen und nach fünf Minuten durch ein Teesieb gegeben. Trinken Sie ein bis zwei Tassen davon täglich.

4. Bewährt hat sich in meiner Praxis auch Schwedenbitter in Tropfenform. Sie bekommen die Präparate in der Apotheke, im Reformhaus und auch im Online-Versandhandel. Die Preise liegen zwischen 3 und 8 Euro für ca. 40 ml. Zur Behandlung nimmt man zwei- bis dreimal täglich einen Teelöffel Schwedenkräuter verdünnt in einem Glas Wasser ein.

5. *Achten Sie darauf, wann genau der Schwindel auftritt: Passieren die Attacken immer nur kurz nach dem Aufstehen? Dann kann es sich um einen sogenannten „orthostatischen Schwindel“ handeln, der dann entsteht, wenn das Blut beim Aufstehen in den Beinen versackt. Es kann hilfreich sein, sich zunächst langsam aufzusetzen und die Beine über die Bettkante hängen zu lassen. Auch auf der Stelle gehen – besser, marschieren – kann helfen, das Blut wieder aus den Beinen herauszupumpen. Auch Stehtraining kann einer solchen Form von Schwindel vorbeugen beziehungsweise bestehenden Schwindel verbessern. Lehnen Sie sich zum Beispiel mal für 15 Minuten beim Fernsehschauen an die Wand an, statt auf der Coach zu liegen.*

6. *Die Anwendung von Ohrenkerzen aus dem Reformhaus oder dem Bio-Supermarkt kann Ihnen ebenfalls helfen, langfristig Schwindelattacken vorzubeugen oder bestehenden Schwindel zu lindern. Zudem wirken sie wunderbar entspannend und stressabbauend. Aber Vorsicht: Bitte nicht allein anwenden, sondern eine zweite Person die Handhabung der Ohrenkerzen übernehmen lassen!*

Allergien

Ist Ihre Körperabwehr immer kampfbereit?

Ständiger Niesreiz, rote und tränende Augen, Atemnot, Magen-Darm-Beschwerden, Quaddeln und Ekzeme auf der Haut. Vor allem beim Spaziergang durch blühende Wiesen, beim Streicheln von Hund und Katze oder beim Kuscheln in Federbetten zeigen sich beim Allergiker diese typischen Symptome. Schon ganz gewöhnliche Alltagserlebnisse können für allergische Menschen zu einem gesundheitlichen Problem werden. Manchmal sogar zu einem lebensbedrohlichen: nämlich einem allergischen Schock.

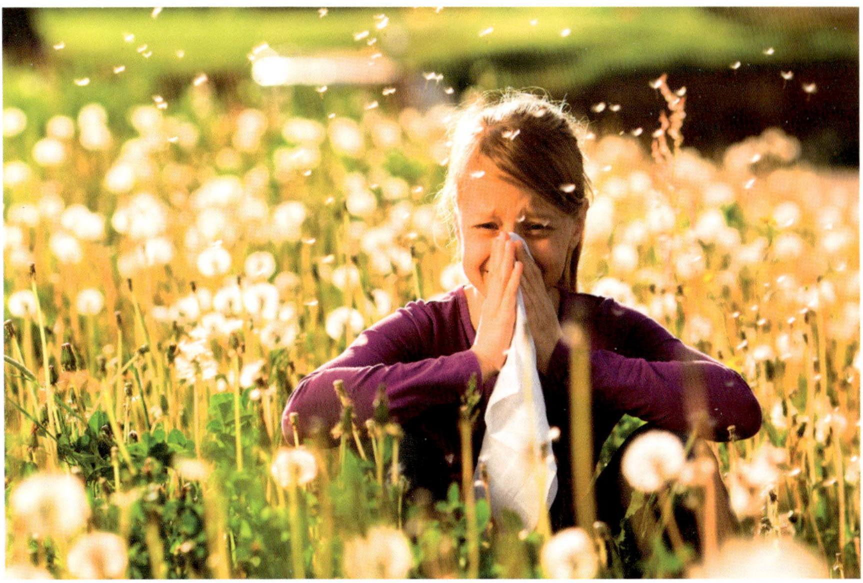

Glaubt man der Europäischen Stiftung für Allergieforschung, dann haben rund 13 Millionen Deutsche eine Allergie. Am weitesten verbreitet ist dabei die Pollenallergie, die sich vor allem als Heuschnupfen äußert. Aber auch andere Allergien können die Lebensqualität einschränken: Kontaktallergien, allergisches Asthma bronchiale und Allergien gegen Nahrungsmittel, Hausstaubmilben oder Insektengifte.

Woher kommt eine solche Reaktion auf – im Normalfall – doch ungefährliche Substanzen? Nach meiner Meinung spielen sowohl genetische, äußere und vor allem auch psychologische Faktoren eine Rolle. Vor allem Menschen, die unter besonderer psychischer Belastung stehen und Menschen mit schwierigen Kindheits- und Lebenssituationen haben mit Allergien zu „kämpfen". Das ist immer wieder die Erfahrung aus meiner Praxis. Oftmals reagieren diese Menschen sogar schon allergisch, obwohl das Allergen nur „scheinbar" im Raum ist.

Ein aufsehenerregendes Beispiel aus meiner Praxis: *Eine junge Frau sitzt im Kino und schaut sich mit ihrem Freund den Film „Der Pferdeflüsterer" an. Nachts hat sie einen allergischen Anfall, der sich durch Atemnot und Quaddeln auf der Brust zeigt. Im Gespräch mit mir erinnert sie sich dann, dass sie als Kind immer mit ihrer Familie am Sonntagnachmittag zum Ponyreiten musste und sich dabei überhaupt nicht wohlgefühlt hat. Im Gegenteil, sie hatte große Angst auf dem Rücken eines Vierbeiners. Jahre später, als erwachsene Frau, kam diese Erinnerung dann hoch. Nicht in der direkten Berührung mit einem Tier, sondern völlig kontaktlos, nur durch das Anschauen auf der Kinoleinwand. – Eine Gesprächstherapie, naturheilkundliche Medikamente und meine*

„10-Doc-Wundertipps" bei Allergien haben dieser jungen Patientin nach Monaten wieder ein normales Leben ermöglicht.

Suchen – Finden – Weglassen

Das ist grundsätzlich die Basis-Behandlungsmethode bei einer Allergie. Wenn das nur immer so einfach wäre! Ich empfehle meinen Patienten, neben dem bereits erwähnten ausführlichen Gespräch, vor allem auch ein Ernährungstagebuch zu führen, um zu sehen, ob sich beim Konsum von einigen Nahrungsmitteln die Symptome verändern.

Die meisten Medikamente, die in den letzten 20 Jahren bei Allergien eingesetzt wurden, unterdrücken zwar die Symptome, aber sie heilen nicht. Natürlich muss man im Akut-Fall auch zur „Chemie", wie etwa zu Kortison greifen. Das A und O der Allergietherapie ist heute, nach meiner Meinung, die Impfung, auch Hyposensibilisierung genannt. Das geht mit einer Spritzentherapie in der Arztpraxis, aber auch mit Tropfen oder Tabletten, zuhause eingenommen. Ich möchte Ihnen aber auch ein paar alternative, ganzheitliche Methoden ans Herz legen, die ich bei Allergien immer wieder erfolgreich einsetze.

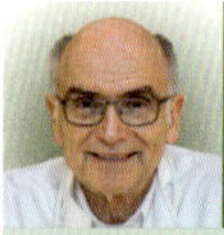

Meine 10 Doc-Tipps bei Allergien

1. *Sorgen Sie immer für ausreichend Bewegung in der frischen Luft – mindestens 30 Minuten täglich!*

2. *Lüften Sie mehrfach am Tag Ihre Wohnung, vor allem Ihr Schlafzimmer.*

3. *Nehmen Sie mit Ihrer Nahrung immer viel Vitamin C zu sich. Der eigentliche „Schuldige“ an den Allergien ist das Histamin, das bei Allergikern im Übermaß ausgeschüttet wird und für die typischen Reaktionen sorgt. Vitamin C kann jedoch einen Teil dieses Histamins binden und abbauen. Essen Sie also viel Orangen, Zitronen, Grapefruits, Sanddorn, Gemüse und Salat oder nehmen Sie – vor allem im akuten Stadium der Allergie – täglich eine Vitamin-C-Tablette, -Kapsel oder Vitamin-C-Pulver (Ascorbinsäure) ein. Ich empfehle bis zu 500 mg täglich.*

4. *Auch Magnesium dämpft die Histamin-Produktion. Ich rate Pollenallergikern zu einer vier- bis sechswöchigen Kur, mehrfach im Jahr. Kaufen Sie sich im Reformhaus oder in der Apotheke ein Magnesiumpräparat. Es gibt sehr viele verschiedene Sorten. Ich empfehle Ihnen ein Granulat. Das sind kleine Päckchen, deren Inhalt man im Wasser auflöst und am besten abends schluckweise trinkt. Das ist auch gut für Ihre Muskeln und dient zur allgemeinen Entspannung.*

5. *Lassen Sie zwei- bis dreimal im Jahr einen Aderlass machen. Dabei wird Ihnen Blut aus der Ellenbeuge entnommen. Meist sind das zwischen 50 und 500 ml. Die Menge richtet sich immer nach Alter, Geschlecht und Konstitution. Das hilft bei vielen Allergikern oftmals sofort und nachhaltig. Übrigens ein uraltes Hausmittel aus der Naturmedizin, das auch die Nonne und Wissenschaftlerin Hildegard von Bingen favorisiert hat.*

6. *Kaufen Sie sich, vor allem, wenn Sie Hausstaub-Allergiker sind, unbedingt einen Spezialstaubsauger ohne Staubbeutel. Diese sind zwar in der Anschaffung teurer, ziehen aber den Staub durch Wasser hindurch und blasen ihn nicht wieder als aufgewärmte Luft aus dem Gerät hinaus. Genau das ist eine extreme Belastung für alle Allergiker. Auch wenn diese Geräte ein paar Euro mehr kosten: Denken Sie daran, dass Sie dann auch keine teuren Staubsaugerbeutel mehr nachkaufen müssen. Damit helfen Sie auch Ihrem Geldbeutel und zusätzlich unserer Umwelt – und zwar nachhaltig.*

7. *Desinfizieren Sie Ihre Umgebung – zum Beispiel das Bad – immer mal wieder mit natürlichem Teebaumöl. Ihr Ziel sollte keine keimfreie Wohnung sein, doch ein natürliches Desinfizieren schadet nicht. Geben Sie zum Beispiel 50 Tropfen Teebaumöl ins Putzwasser (1 Eimer) und verrühren Sie es gut. Oder tröpfeln Sie das Öl in den Luftbefeuchter oder in eine Duftlampe. Ein paar Tropfen auf einem Taschentuch sind übrigens auch als natürliche Mottenkugel im Schrank gut aufgehoben.*

8. *Machen Sie hin und wieder Nasenspülungen mit Salzwasser. Sie sind gut für die empfindliche Nasenschleimhaut. Kaufen Sie sich in der Apotheke eine Nasendusche oder schaufeln Sie kaltes Wasser direkt aus dem Wasserhahn hoch in Richtung Nase, halten Sie sich dabei schnell das eine Nasenloch zu und mit dem anderen saugen Sie das Wasser auf. Diese Spülungen können Sie mehrfach am Tag wiederholen. Vor allem im akuten Stadium.*

9. *Nutzen Sie vor allem die Nacht, um Ihre Wohnung zu lüften. Denn in dieser Zeit ist die Pollenkonzentration in der Luft am geringsten.*

10. *Lassen Sie Ihre Kinder oder Enkel häufig draußen spielen. Auch wenn es mal nicht so sauber ist, wie Sie das gerne hätten. Das Immunsystem der Kinder sollte in diesen jungen Jahren schon lernen, sich auch mit Schmutz und Allergenen auseinanderzusetzen. Die Forschung zeigt leider eine gegenteilige Entwicklung auf. Denn gerade bei Kindern ist die Allergierate sehr hoch. Also: Händewaschen ist gut, aber Spaß beim Spielen ist besser, auch wenn die Umgebung dabei nicht klinisch rein ist.*

Gesunde Gefäße

So schützen Sie sich vor Verkalkung und Durchblutungsstörungen

Unser Körper ist von einem Netz aus großen, kleinen und feinsten Blutgefäßen durchzogen. Diese garantieren eine Versorgung jeder einzelnen Körperzelle mit dem lebenswichtigen Sauerstoff und den Nährstoffen, die über das Blut transportiert werden. Doch werden diese Gefäße geschädigt, etwa durch Verletzungen, Verengungen oder Verschlüsse, kann diese Versorgung nicht mehr gewährleistet werden und es kommt zu Schäden in den dahinterliegenden Körperregionen.

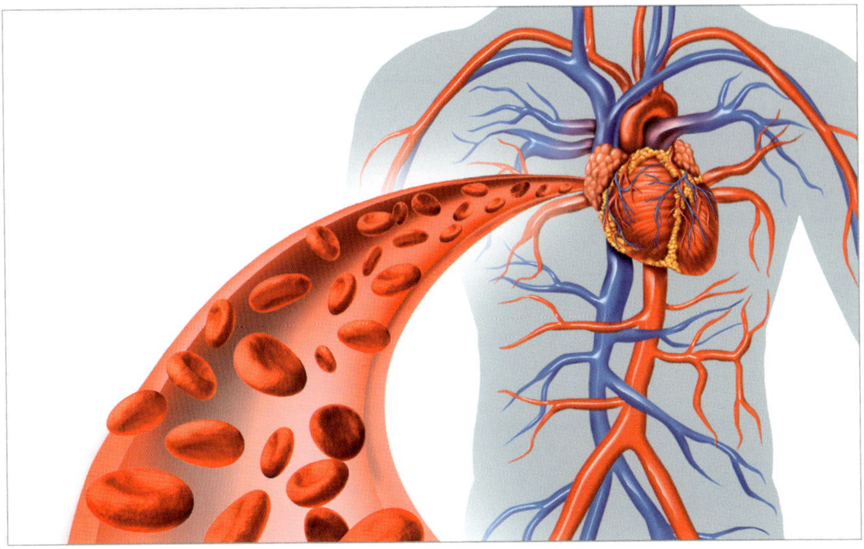

Ganz grob kann man die Gefäße in Arterien und Venen einteilen. Während in den Arterien das Blut vom Herzen weg in die entlegenen Körperpartien und Organe gepumpt wird, so ist es Aufgabe Ihrer Venen, dieses Blut auch wieder zum Herzen und zur Lunge zurückzubringen, wo es dann mit frischem Sauerstoff versorgt wird, bevor es erneut seinen Weg in den Körperkreislauf antritt.

Die Blutgefäße sind dabei keineswegs mit einem starren Rohrsystem zu vergleichen, wie Sie es etwa in den Wänden Ihres Hauses finden. Denn im Gegensatz zu Rohren sind sie flexibel, können sich weiten oder zusammenziehen und so an unterschiedliche Gegebenheiten anpassen.

Wie kommt es zu Veränderungen der Gefäße?

Durch falsche Ernährung, Übergewicht, Nikotinkonsum und Bewegungsmangel kommt es immer häufiger zu Verkalkungen. Die Gefäße werden starr und eng, die Durchblutung herabgesetzt und die Funktionalität der nachgeschalteten Organe nimmt ab. Dies äußert sich dann zum Beispiel in einer verminderten Belastbarkeit, Schmerzen, Potenzstörungen oder gar Herzinfarkt und Schlaganfall.

Was können Sie tun, wenn Sie bereits erste Symptome feststellen?

Tipps und Tricks, sich vor einer Gefäßerkrankung zu schützen, gibt es einige. Ich stelle Ihnen hier meine persönlichen vor, die Sie alle leicht in Ihren Alltag integrieren können:

- Hören Sie unbedingt bei kleinsten Anzeichen von Gefäßproblemen mit dem Rauchen auf! Erst kürzlich hatte ich in Folge zwei etwa 40-jährige Männer zu behandeln, die einen schweren Herzinfarkt erlitten hatten. Deren einziger Risikofaktor, neben weiteren Herzinfarkten in der Familie, war das starke Rauchen.

- Stellen Sie Ihre Ernährung langsam um. Eine leichte mediterrane Kost mit viel Fisch und Gemüse schmeckt nicht nur besser als der tägliche Burger vom Fast-Food-Restaurant nebenan, sie vermittelt Ihnen auch gleich ein ganz neues Lebens, ja, Urlaubsgefühl.

- Magnesium wirkt entkrampfend auf die Muskulatur. Und da auch unsere gesamten Gefäße von Muskulatur umgeben sind, kann das Mineral helfen, diese zu entlasten. Machen Sie damit dreimal im Jahr eine Kur (drei bis vier Wochen lang). In der Apotheke oder im Reformhaus wird eine große Palette von Magnesiumpräparaten als Kapsel, Tablette oder in Granulat- beziehungsweise Pulverform angeboten. Nehmen Sie davon 300 bis 400 mg täglich zu sich. Das empfiehlt auch die Deutsche Gesellschaft für Ernährung.

Neben den Arterien können auch unsere Venen krank werden. Weniger dramatisch, aber nicht schön anzusehen, sind dabei vor allem die Krampfadern, auch Varizen genannt.

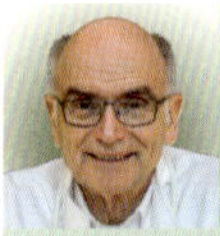

Meine Doc-Tipps für gesunde Gefäße

1. *Bewegung ist der beste Schutz vor Venenschwäche. Nutzen Sie dabei Ihre „Muskelpumpe". Das heißt: Halten Sie Ihre Beine aktiv. Legen Sie die kurze Strecke zum Einkaufen mal zu Fuß zurück, anstatt sich immer auf das Auto zu verlassen. Marschieren Sie beim Fernsehen im Wohnzimmer mal auf der Stelle, anstatt auf der Couch zu liegen, oder fahren Sie vor dem Aufstehen im Bett „Rad" mit den Beinen.*
2. *Rosskastanie hat eine gefäßverstärkende und entzündungshemmende Wirkung. Sie können mit Rosskastanie, die Sie als Extrakt, Tablette oder Salbe im Reformhaus, in der Apotheke und in Drogeriemärkten bekommen, Umschläge machen oder sie auch einnehmen. Meist werden Tabletten mit 90 bis 120 mg Rosskastanien-Extrakt angeboten. Davon können Sie täglich zweimal eine Tablette während der Mahlzeiten einnehmen. Die Salbe wird äußerlich zweimal täglich dünn auf die betroffenen Gebiete aufgetragen und leicht (ohne Druck) vom Fuß in Richtung Oberschenkel einmassiert, anschließend legen Sie Ihre Beine einige Minuten hoch.*
3. *Stützstrümpfe geben dem Bein Halt und unterstützen im wahrsten Sinne des Wortes den Rückfluss zum Herzen. Sie machen außerdem ein schlankes Bein und sind auch gut für den Kreislauf, da sie ein „Versacken" des Blutes in den Beinen, zum Beispiel bei zu schnellem Aufstehen verhindern. Vor allem Menschen, die bei der Arbeit viel stehen müssen, können von Stützstrümpfen profitieren.*

Dr. Gerhardts „Wundermittel“!

Meine 10 wichtigsten Empfehlungen bei Alltagskrankheiten:

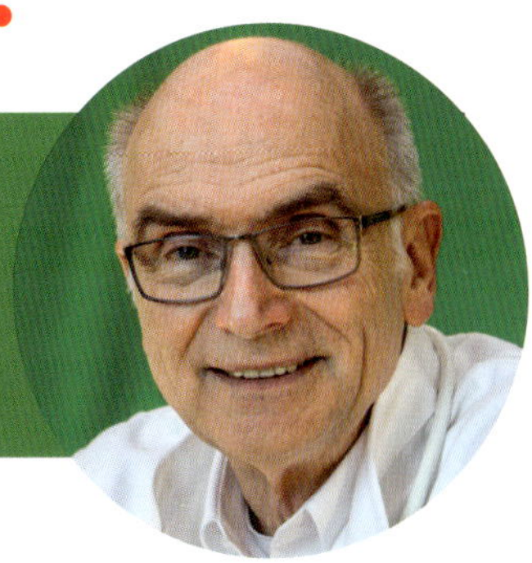

1 **Mein „Herzschwäche-Wundertipp“:** Gehen Sie täglich mindestens 30 Minuten raus in die Natur (strammes Gehen, Walken oder Joggen).

2 **Mein „Schlafprobleme-Wundertipp“:** Schalten Sie alle Störfaktoren im Schlafzimmer konsequent aus (Radiowecker, TV, lautes Schnarchen).

3 **Mein „Übergewicht-Wundertipp“:** Treiben Sie es auf Ihrem Teller immer bunt (viel frisches Obst, Salat und Gemüse), kauen Sie gut und lange (circa 36-mal) und essen Sie mit Genuss und Muße.

4 **Mein „Diabetes-Wundertipp“:** Süßigkeiten in Maßen sind erlaubt, aber nach dem Genuss bitte auch 30 Minuten bewegen.

5 **Mein „Bluthochdruck-Wundertipp“**: Laufen Sie dem hohen Blutdruck davon. Sport ist ganz wichtig. In hartnäckigen Fällen ist ein Aderlass immer wieder ein kleines Wunder.

6 **Mein „Arthrose-Wundertipp“:** Machen Sie täglich leichte gymnastische Übungen. Dann werden die Gelenkknorpel immer gut mit Flüssigkeit und Nährstoffen versorgt.

7 **Mein „Schmerz-Wundertipp“:** Nehmen Sie warme Bäder. Am besten mit ein paar Tropfen Aromaöl, wie Lavendel oder Rosmarin.

8 **Mein „Schwindel-Wundertipp“:** Immer ausreichend trinken. Bei einem Schwindelanfall sofort hinsetzen, Beine hochlagern und mit den Augen einen festen Punkt fixieren.

9 **Mein „Allergie-Wundertipp“:** Achten Sie unbedingt auf die Lebensmittel, die der Allergietest beim Hautarzt als Ihre persönlichen

Allergene ergeben hat. Meiden Sie diese für eine längere Zeit konsequent. Auch Lebensmittel, die einen hohen Histamingehalt haben, gehören bei einem Allergiker nicht unbedingt täglich auf den Teller.

10 **Mein „Gefäße-Wundertipp“:** Tragen Sie Stützstrümpfe bei den ersten Anzeichen von Venenproblemen. In Sanitätshäusern werden sie extra für Ihre Beine angepasst. Diese „Gesundheitsstrümpfe“ gibt es inzwischen übrigens auch in schicken, bunten Farben und mit dekorativen Mustern.

Dann bleiben Sie mir gesund!

Ihr

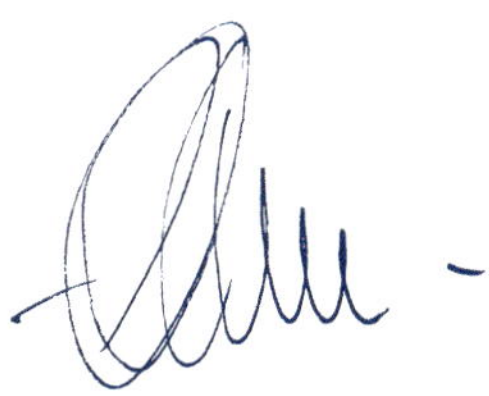

Dr. Günter Gerhardt

Hier ist Platz für Ihre persönlichen Notizen

Hier ist Platz für Ihre persönlichen Notizen

Hier ist Platz für Ihre persönlichen Notizen